EXERCICE SOMATIQUE POUR PERDRE DU POIDS

Guide du débutant Pour réduire la graisse du ventre, éliminer l'anxiété, le stress et améliorer l'équilibre émotionnel

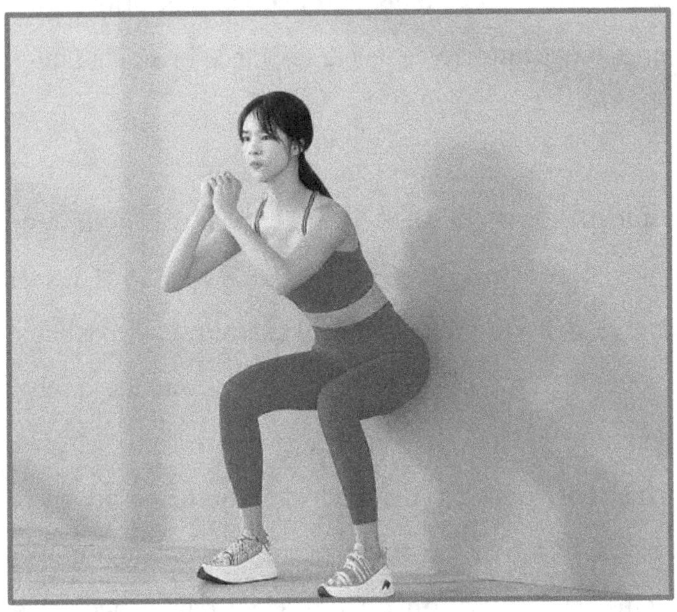

RAYMOND VOLKER

Les informations fournies dans ce livre sont uniquement à des fins d'information générale. Bien que tous les efforts aient été déployés pour garantir l'exactitude et l'exhaustivité du contenu, l'auteur et l'éditeur ne font aucune déclaration ou garantie quant à l'exactitude ou à l'exhaustivité des informations fournies. L'auteur et l'éditeur ne pourront être tenus responsables de toute perte, dommage ou blessure résultant de l'utilisation ou de la confiance accordée aux informations contenues dans ce livre.

TABLE DES MATIÈRES

INTRODUCTION

La perte de poids peut sembler être une lutte continue dans une société pleine de régimes à la mode, de solutions rapides et de programmes d'entraînement non durables. Cependant, derrière les affirmations tape-à-l'œil et les gadgets se cache une vérité fondamentale : votre corps possède une intelligence sous-jacente qui, dans des conditions appropriées, lui permet de guérir et d'évoluer.

Bienvenue dans « Exercice somatique pour perdre du poids » : un voyage révolutionnaire au cœur du bien-être holistique et du mouvement conscient. Nous vous invitons à explorer un changement de paradigme qui va au-delà de la simple activité physique et exploite la synergie fondamentale entre le corps et l'esprit, ici, dans la confusion des approches conventionnelles de réduction de poids.

Et si je vous disais que le secret pour libérer la capacité maximale de perte de poids de votre corps ne réside pas dans des programmes d'exercices rigoureux ou des restrictions alimentaires, mais plutôt dans le domaine de l'exercice somatique, doux mais efficace ? Ce livre révèle le potentiel transformationnel du mouvement somatique – une technique dynamique qui va au-delà des paradigmes d'exercices conventionnels pour promouvoir un changement durable de l'intérieur – en s'appuyant à la fois sur la science actuelle et sur les connaissances anciennes.

Cependant, qu'est-ce que l'exercice somatique exactement et comment peut-il contribuer à une perte de poids à long terme ? Le terme « soma », qui vient du mot grec « soma » et signifie « le corps vivant dans sa totalité », fait référence à une vision globale de l'incarnation et du mouvement humains. L'exercice somatique vous encourage à développer une conscience plus profonde des sensations, des mouvements et des schémas de votre corps, contrairement aux programmes de remise en forme traditionnels qui se concentrent uniquement sur des objectifs extérieurs. Cela jette les bases d'une transformation significative sur tous les fronts.

Trois piliers : conscience, alignement et action vous guideront dans un voyage transformateur à travers les pages de ce livre. Chaque chapitre propose un chemin pour restaurer l'énergie inhérente de votre corps, depuis des exercices conscients qui démêlent le stress et l'alimentation émotionnelle jusqu'à des exercices doux qui réveillent les muscles endormis.

Cependant, « Exercices somatiques pour perdre du poids » est un manifeste pour retrouver votre puissance innée et accepter une nouvelle façon d'être dans votre corps, pas seulement un guide. Que vous commenciez un voyage de perte de poids à partir de zéro ou que vous recherchiez une stratégie à plus long terme, ce livre est votre compagnon de voyage fiable, vous apportant soutien, motivation et orientation à chaque tournant.

Êtes-vous prêt à ouvrir la porte à une version plus dynamique, en forme et plus saine de vous-même ? C'est ici que l'aventure commence : avec un seul pas dans le domaine de l'exercice somatique qui change la vie.

Venez nous rejoindre pour repenser ce que signifie bouger, s'épanouir et coexister paisiblement avec le corps incroyable qui est le vôtre.

Comprendre l'exercice somatique :

Approche globale du mouvement et du bien-être, l'exercice somatique met l'accent sur le développement d'un lien fort entre l'esprit et le corps, l'augmentation de la conscience du corps et l'encouragement de la pleine conscience. L'exercice somatique met l'accent sur les sensations intérieures, la proprioception et la qualité du mouvement, contrairement aux programmes d'exercices typiques qui mettent fréquemment l'accent sur les résultats extérieurs comme la perte de poids ou le développement musculaire.

Fondamentalement, l'exercice somatique repose sur l'idée que les gens peuvent pleinement réaliser le potentiel de force, de vitalité et de guérison de leur corps en développant une meilleure conscience et une meilleure sensibilité aux sensations de leur corps. En effet, on dit que le corps possède sa propre connaissance et intelligence inhérentes. Les mouvements lents et délibérés sont courants dans les exercices somatiques, qui aident les gens à prendre conscience des sensations de leur corps, à repérer les zones de tension ou de limitation et à expérimenter avec douceur et curiosité de nouveaux schémas de mouvement.

Les principes des modalités d'éducation somatique comme la méthode Feldenkrais, la technique Alexander et le centrage corps-esprit, qui mettent l'accent sur la valeur du mouvement attentif, de la conscience sensorielle et de l'exploration de soi, ont un effet significatif sur la pratique des exercices somatiques. Les gens peuvent apprendre à soulager les tensions musculaires chroniques, à améliorer l'efficacité générale des mouvements et à améliorer la posture et l'alignement grâce à des exercices somatiques, ce qui augmentera leur aisance, leur confort et leur liberté dans leurs activités quotidiennes.

La relation entre somatique et perte de poids :

Les effets substantiels que les exercices somatiques peuvent avoir sur les niveaux de stress, la connexion corps-esprit et le bien-être général constituent le lien entre somatique et perte de poids. L'exercice somatique peut jouer un rôle important dans le contrôle durable du poids en s'attaquant à des problèmes sous-jacents tels que le stress, l'alimentation émotionnelle et une conscience corporelle insuffisante. Il se peut qu'il ne brûle pas de calories directement ou n'entraîne pas une perte de poids rapide comme le font les entraînements de haute intensité.

L'exercice somatique aide les gens à perdre du poids de plusieurs manières, notamment en améliorant leur conscience corporelle et leur autorégulation. Les gens peuvent réduire leurs risques de trop manger ou de faire de mauvais choix alimentaires en apprenant à faire la distinction entre une véritable faim physique et d'autres types de faim provoqués par les émotions, le stress ou les habitudes en développant une plus grande conscience des signaux et des sentiments de leur corps.

De plus, les exercices somatiques peuvent aider les gens à mieux gérer leur stress, qui est souvent une cause importante de la prise de poids et des difficultés à perdre du poids. L'exercice somatique peut réduire les envies alimentaires induites par le stress et les envies de nourriture réconfortante en favorisant un sentiment de calme et de concentration, en abaissant les niveaux de cortisol et en activant la réponse de relaxation du corps par des mouvements doux, un travail respiratoire et des pratiques de pleine conscience.

Les exercices somatiques peuvent également améliorer la mobilité, l'alignement et la posture, ce qui permet aux personnes de faire plus facilement de l'exercice et de participer à d'autres types de mouvents favorisant la perte de poids et le bien-être général. L'exercice somatique peut améliorer l'efficacité et l'efficience des programmes d'exercices en corrigeant les déséquilibres musculaires, les tensions et les contraintes de mouvement, permettant ainsi aux personnes de bouger de manière plus fluide, plus gracieuse et plus joyeuse.

Avantages de l'entraînement somatique dans la gestion du poids :

1. Conscience corporelle améliorée : S'engager dans des exercices somatiques aide les gens à développer une conscience aiguë de leur corps et à apprendre à écouter les signaux de faim, de satiété et de contentement de leur corps. Cela peut conduire à des pratiques alimentaires plus conscientes et à une diminution du risque d'abus.

2. Réduction du stress : En encourageant la relaxation, en réduisant les niveaux de stress et en relâchant les tensions physiques, les exercices somatiques peuvent aider à éviter une alimentation induite par le stress et émotionnelle, ce qui peut améliorer le contrôle du poids.

3. Meilleure posture et alignement : L'exercice somatique aide à améliorer la posture, l'alignement et la mobilité en corrigeant les déséquilibres musculaires et les schémas de mouvement. Cela facilite la participation à une activité physique et à des exercices favorisant la perte de poids.

4. Connexion corps-esprit : Grâce à l'exercice somatique, les gens peuvent prendre des décisions plus conscientes concernant leur santé et leur bien-être, ce qui peut entraîner des ajustements durables de leur mode de vie contribuant au contrôle du poids.

5. Approche durable : L'exercice somatique offre une approche douce et durable du contrôle du poids qui met l'accent sur la modification du comportement à long terme, les soins personnels et l'auto-compassion, contrairement aux régimes alimentaires stricts ou aux programmes d'exercices vigoureux.

Tout bien considéré, l'exercice somatique constitue une stratégie globale de gestion du poids qui s'attaque aux causes profondes de la prise de poids, encourage la conscience de soi et la maîtrise de soi, et favorise la santé et le bien-être à long terme. Les gens peuvent améliorer leur qualité de vie générale, développer un sentiment plus fort de connexion avec leur corps et perdre du poids de manière significative et durable en incluant des activités somatiques dans leur routine quotidienne.

CHAPITRE 1

Fondements des pratiques somatiques : révéler les éléments du mouvement conscient

Grâce à des mouvements délibérés, l'exercice somatique vous permet de vous lancer dans un voyage de redécouverte du corps. C'est une enquête bienveillante qui ouvre la capacité de bien-être de votre corps et favorise une profonde conscience de soi. Cette section explore les idées fondamentales qui sous-tendent les exercices somatiques, fournissant ainsi les bases de votre enquête sur cette discipline qui a le pouvoir de modifier.

Principes du mouvement somatique : une approche pour une enquête consciente

Les fondamentaux du mouvement somatique fonctionnent comme une boussole, vous assistant dans votre pratique et garantissant que vous tirerez le meilleur parti de chaque activité. Les idées fondamentales suivantes guident l'exercice somatique :

- **Mouvement lent et intentionnel :** Les exercices somatiques sont exécutés délibérément et à un rythme lent. Cela vous permet de vous concentrer sur les sensations internes de votre corps, en voyant comment vos muscles se contractent et se détendent à chaque action. En plus de réduire les risques de dommages, le ralentissement favorise une investigation et un apprentissage plus approfondis.

- **Concentration intérieure :** Dans l'exercice somatique, l'accent est déplacé de l'apparence extérieure vers l'expérience intérieure. Sentir votre corps bouger dans sa propre amplitude de mouvement est plus important que d'essayer d'atteindre une certaine forme ou posture. Cela vous motive à prêter attention aux signaux de votre corps et à éviter de dépasser son point de rupture.

● **Intégration du travail respiratoire :** Un élément clé de l'exercice somatique est la respiration délibérée et profonde. En connectant votre esprit et votre corps par la respiration, vous pouvez vous sentir à l'aise et détendu. Vous pouvez maximiser le flux d'oxygène dans tout votre corps, améliorant ainsi vos performances et réduisant le stress, en synchronisant vos activités avec votre respiration.

● **Exploration douce :** Mettre son corps dans des postures inconfortables n'est pas le but des exercices somatiques. Au contraire, ils favorisent une enquête prudente sur votre potentiel. Vous découvrirez comment repérer les zones de tiraillement ou de limitation et étudierez des techniques de mouvement plus fluides et efficaces.

● **Micro-mouvements et Proprioception :** Les entraînements somatiques impliquent souvent de petits mouvements ciblant certaines articulations ou groupes musculaires. Votre proprioception – la conscience de la position de votre corps dans l'espace et de la façon dont il bouge – est améliorée par ces petits mouvements.

L'équilibre et la coordination s'améliorent lorsque la proprioception s'améliore, ce qui augmente la conscience et le contrôle corporels.

• **Exploration respectueuse :** Un élément clé de l'exercice somatique est d'apprendre à écouter et à accepter les limites de votre corps. Il ne s'agit pas de vous entraîner dans l'agonie ou la lassitude. Au contraire, cela favorise une étude réfléchie de votre potentiel physique, cultivant une compréhension plus profonde des exigences distinctes de votre corps.

Une pratique somatique sûre et productive repose sur ces principes. Rappelez-vous que le but de l'exercice somatique est de développer un dialogue conscient avec votre corps à travers des mouvements progressifs et doux plutôt que de rechercher la perfection.

Votre pratique changera suite à l'intégration de ces idées dans la façon dont vous abordez le mouvement. Grâce à votre conscience et à votre intention accrues lorsque vous bougez, vous découvrirez les nombreux avantages de l'exercice somatique pour gérer votre poids et améliorer votre bien-être général.

Exercices de conscience corporelle : développer votre guidance interne

Une compréhension approfondie des sensations intérieures de votre corps est essentielle pour l'exercice somatique. Ici, nous examinerons une variété d'exercices de conscience corporelle qui amélioreront votre pratique et aiguiseront votre sens de l'intuition concernant les signaux subtils de votre corps.

1. Examens physiques :

L'une des méthodes fondamentales pour développer la conscience corporelle est le scan corporel. Cela implique de se reposer confortablement sur le dos et de se concentrer individuellement sur chaque région de votre corps. Prenez note de toute sensation, telle que chaleur, picotement ou tiraillement. Au lieu d'essayer de modifier quoi que ce soit, observez simplement avec acceptation et émerveillement.

Un travail de respiration peut être ajouté au fur et à mesure ; pendant que vous vous concentrez sur un endroit particulier, inspirez ; pendant que vous relâchez toute tension que vous avez peut-être remarquée, expirez. En fonction de vos demandes et du temps dont vous disposez, vous pouvez pratiquer des scans corporels pendant quelques minutes ou pendant une période plus longue.

2. La PMR, ou relaxation musculaire progressive, c'est :

Une méthode appelée PMR peut aider à relâcher les tensions musculaires. Contractez et relâchez méthodiquement les groupes musculaires de votre corps, en remontant depuis vos orteils. Par exemple, sentez la tension augmenter lorsque vous serrez fort vos orteils pendant un court instant. Ensuite, détendez complètement vos orteils et remarquez comment la sensation change avec une expiration concentrée. Continuez à faire cela avec chacun des principaux groupes musculaires, en entraînant vos yeux à remarquer les infimes changements de tension et de relaxation.

3. Exploration du mouvement doux :

Le fondement de l'exercice somatique est l'exploration du mouvement. Commencez doucement : adoptez une position haute, transférez votre poids d'un pied à l'autre et faites attention aux infimes variations de votre équilibre et de votre activation musculaire. Roulez vos épaules, tournez votre cou ou balancez-vous légèrement d'un côté à l'autre tout en prêtant attention aux sensations de votre corps. Le secret est d'y aller avec prudence et douceur, en accordant une attention particulière aux points difficiles ou aux régions de résistance.

4. Conscience des sensations :

Allez au-delà des sensations corporelles qui sont en vous. Faites attention aux sensations de votre environnement, telles que les sons que vous entendez, la sensation de vos vêtements contre votre peau et la température de l'air ambiant. En établissant une connexion entre votre corps et l'environnement, cette prise de conscience accrue favorise un sentiment d'ancrage et de présence.

Ces méthodes ne sont qu'un début. Vous découvrirez de plus en plus de techniques pour perfectionner votre conscience corporelle à mesure que vous explorez les exercices somatiques. Le secret est d'être patient et curieux, en se laissant découvrir et absorber le langage distinct de votre corps.

Techniques de respiration pour améliorer la conscience corps-esprit : le pouvoir de la respiration

Votre respiration est un outil puissant pour développer une connexion corps-esprit. L'exercice somatique se concentre sur des méthodes de respiration consciente qui vous aident à devenir plus détendu, concentré et conscient de votre état interne. Voici deux techniques de respiration qui vous aideront dans votre pratique :

1.   Respiration abdominale ou respiration diaphragmatique :

Ce type de respiration profonde active le diaphragme, le muscle qui forme un dôme sous vos poumons. Allongé confortablement sur le dos, en plaçant une main sur votre poitrine et l'autre sur votre abdomen, c'est ainsi que vous pratiquez. Sentez votre ventre se soulever à mesure que votre diaphragme se dilate lors d'une inspiration nasale lente. Votre poitrine ne doit pas trop bouger. Expirez doucement par les lèvres pressées, en laissant votre ventre redescendre. Passez quelques minutes à pratiquer la respiration diaphragmatique tout en vous concentrant sur le rythme apaisant de vos respirations.

2. Respiration alternée par les narines :

Cette méthode favorise l'équilibre et la concentration. Asseyez-vous avec le dos droit et confortablement. Fermez doucement votre narine droite en amenant votre pouce droit vers l'arête de votre nez. Respirez lentement et profondément par votre nez gauche. À l'aide de votre annulaire pour fermer votre nez gauche, libérez doucement l'air par votre narine droite. Après avoir respiré par la narine droite, fermez-la et relâchez la respiration par la narine gauche. Pendant plusieurs respirations, répétez ce cycle, en passant d'une narine à l'autre pour inspirer et expirer.

Vous pouvez renforcer le lien entre votre esprit et votre corps en intégrant ces exercices de respiration et ces méthodes de conscience corporelle dans votre pratique somatique. Votre capacité à écouter les signaux subtils de votre corps s'améliorera et vous finirez par cultiver une expérience de mouvement plus transformatrice et plus consciente.

CHAPITRE 2

La fonction de Somatique dans la perte de poids : favoriser une stratégie à long terme

L'exercice somatique offre une nouvelle version des techniques conventionnelles de perte de poids. Il promeut une approche globale du contrôle du poids qui met autant l'accent sur la santé mentale que physique, allant au-delà de la simple combustion de calories. Dans cet article, nous explorons les façons précises dont le somatique peut être un outil efficace pour atteindre et maintenir un poids santé.

Redéfinir la perte de poids somatique : aller au-delà de la formule calorique

Les modèles conventionnels de réduction de poids ont tendance à traiter le corps comme un appareil de base pour brûler des calories et se concentrent sur l'ajustement du rapport entre les calories brûlées et les calories ingérées. D'un autre côté, l'exercice somatique reconnaît la complexité de la relation corps-esprit et la complexité du corps humain. Il redéfinit l'idée de réduction de poids des manières suivantes :

Intuition améliorée et signaux de faim : S'engager dans des techniques somatiques vous aide à développer une compréhension approfondie de vos signaux intérieurs. Vous apprenez à lire les minuscules signaux de votre corps concernant la faim et la satiété. Cela vous donne la possibilité de prendre des décisions alimentaires délibérées en fonction des besoins de votre corps plutôt que de suivre des directives strictes ou des suggestions extérieures.

- **Réduction du stress et meilleur sommeil :**Un stress prolongé perturbe l'équilibre hormonal, ce qui augmente les fringales et rend difficile la perte de poids. L'exercice somatique est un moyen efficace de gérer le stress. Vous pouvez contrôler votre réaction au stress et favoriser l'équilibre hormonal en vous engageant dans des mouvements conscients et des exercices de respiration profonde. Ces actions soutiennent à terme de bonnes habitudes alimentaires et la gestion du poids.

L'activité somatique favorise également un sommeil de meilleure qualité. Étant donné qu'un sommeil profond et réparateur équilibre les hormones qui régissent l'appétit et la satiété, il est essentiel à la gestion du poids. Vous êtes moins susceptible de céder à des pulsions malsaines ou de prendre des décisions hâtives sur ce que vous allez manger lorsque vous êtes bien reposé.

Efficacité métabolique améliorée : des exercices de renforcement doux qui sollicitent les muscles de manière nouvelle font souvent partie des pratiques somatiques. Même au repos, cela peut entraîner un meilleur tonus musculaire et une meilleure efficacité. Les tentatives de perte de poids sont facilitées par un système métabolique qui brûle les calories plus efficacement tout au long de la journée.

- **Mouvement redéfini :** L'exercice somatique, par opposition aux exercices intenses susceptibles de provoquer frustration et découragement, favorise un examen réfléchi du mouvement. En changeant de point de vue, vous pourrez développer une relation plus positive avec l'activité physique et en faire une partie durable et agréable de votre parcours de contrôle du poids.

Développer un plan de perte de poids à long terme avec Somatique : l'exercice n'est pas la seule option

L'exercice somatique présente des avantages au-delà de ses aspects physiques. C'est ainsi qu'il prépare le terrain pour une stratégie viable et à long terme de gestion du poids :

- **Acceptation de soi et confiance en son corps**: Grâce à des activités somatiques, vous rétablissez une connexion avec votre corps et grandissez pour apprécier son potentiel et sa force. Cette confiance accrue dans vos capacités physiques va au-delà de votre poids et vous aide à avoir une meilleure relation avec la nourriture et l'exercice.

- **Créer une relation consciente avec la nourriture :** S'engager dans des activités somatiques encourage des habitudes alimentaires conscientes. Vous apprenez à écouter les signaux de faim et de satiété de votre corps, ce qui vous permet de manger plus facilement de manière intuitive et d'apprécier le processus consistant à donner à votre corps ce dont il a besoin.

● **Une transition de mode de vie soutenue**: Les pratiques somatiques offrent une transition durable du mode de vie plutôt qu'une solution de fortune. Grâce au développement de la conscience corporelle, aux techniques de réduction du stress et à une approche intentionnelle de l'alimentation et du mouvement, vous vous fournissez les outils et les informations nécessaires pour maintenir un poids santé au fil du temps.

Bien que l'exercice somatique ne soit pas une panacée, il s'agit d'une technique efficace qui peut changer la façon dont vous vous sentez à l'égard de votre corps et de votre alimentation. Il vous donne la capacité de bouger en pleine conscience, de respecter la sagesse de votre corps et de développer un bien-être qui va bien au-delà de la simple perte de poids.

Techniques d'alimentation consciente : établir un lien épanouissant avec la nourriture

Alimentation consciente et exercice somatique vont de pair. Afin de promouvoir une connexion saine et heureuse avec la nourriture, ce style alimentaire met l'accent sur la conscience et le but. Nous examinons ici une variété de techniques d'alimentation consciente qui peuvent vous aider à atteindre vos objectifs de contrôle du poids et à améliorer votre programme d'exercices somatiques.

Idées fondamentales pour une alimentation consciente : retrouver le plaisir de manger

L'objectif de l'alimentation consciente est de développer une profonde appréciation de la nourriture qui vous maintient en vie en appréciant le sentiment de subsistance plutôt que de vous concentrer sur les limitations ou la privation. Les idées fondamentales qui sous-tendent une alimentation consciente sont les suivantes :

- **Conscience du moment présent :** Manger en pleine conscience vous permet de conserver chaque repas dans le moment présent. Les distractions doivent être écartées ; éteignez la télévision et votre téléphone et concentrez-vous uniquement sur l'acte de manger.

- **Ralentissez et enregistrez :** Mangez lentement, mâchez entièrement votre repas et appréciez sa saveur, sa texture et son parfum. En faisant cela, vous pouvez arrêter de trop manger en permettant à votre corps de reconnaître les signaux de satiété.

- **Écoutez votre corps :** Reconnaissez quand vous avez faim. Mangez juste lorsque vous êtes suffisamment satisfait et évitez les excès. L'alimentation émotionnelle provoquée par l'ennui, le stress ou d'autres circonstances peut être distinguée de la faim réelle grâce à une alimentation consciente.

- **Remerciements :** Pensez à la nourriture dans votre assiette et au corps qui vous nourrit. La gratitude peut vous aider à apprécier davantage votre nourriture et à manger avec plus de conscience lorsque vous mangez.

- **Utilisez tous vos sens :** Prenez note des saveurs et des textures des aliments pendant que vous les mâchez, ainsi que des couleurs et des sons de vos ustensiles frappant l'assiette. Une expérience culinaire plus épanouissante et plus profonde est produite lorsque tous vos sens sont sollicités.

Votre relation avec la nourriture peut être transformée par ces techniques simples. Vous pouvez prendre le contrôle de vos habitudes alimentaires et faire des choix alimentaires qui répondent aux exigences de votre corps et à vos objectifs de gestion du poids en pratiquant la pleine conscience.

Briser le cycle du stress : comment le stress affecte le contrôle du poids

Le stress a deux effets négatifs sur le contrôle du poids. Un stress prolongé perturbe votre équilibre hormonal, provoquant la libération de l'hormone cortisol, qui favorise la prise de poids, notamment au niveau du ventre. De plus, le cortisol vous donne besoin de plus de repas sucrés et gras, ce qui rend plus difficile le choix d'une alimentation équilibrée. Le stress peut également perturber votre sommeil, ce qui peut augmenter la faim et ralentir votre métabolisme.

Ce cycle de stress et de prise de poids peut constituer un obstacle important à vos efforts de gestion de votre poids. Voici comment arrêter le modèle :

- **Identification des contraintes :** Trouver les sources de stress dans votre vie est la première étape. Quel est le problème : le travail, les relations, l'argent ou autre chose ?

- **Techniques de gestion du stress :** L'exercice somatique est une technique efficace de gestion du stress grâce à des mouvements délibérés et des exercices de respiration profonde. D'autres méthodes consistent à pratiquer le yoga, la méditation, à sortir ou à faire quelque chose d'amusant et d'apaisant pour vous-même.

- **Manger en pleine conscience comme outil de gestion du stress :** La gestion des déclencheurs alimentaires liés au stress est un autre avantage de l'alimentation consciente. Vous pouvez mettre fin à vos habitudes alimentaires émotionnelles et reprendre le contrôle de votre relation avec la nourriture en portant votre attention sur l'ici et maintenant et en prenant des décisions réfléchies sur ce que vous mangerez.

Votre routine vous aidera à atteindre et à maintenir un poids santé si vous gérez le stress et intégrez des techniques d'alimentation consciente. N'oubliez pas que gérer votre poids est un voyage plutôt qu'un objectif. Cette route peut être parcourue avec compassion, pleine conscience et un nouveau respect pour votre corps et ses besoins à l'aide d'exercices somatiques et d'une alimentation consciente.

CHAPITRE 3

Exercices somatiques pour renforcer votre tronc : établir un centre

Le centre du pouvoir de votre corps est votre noyau. Il s'agit d'un réseau sophistiqué de muscles qui soutient votre colonne vertébrale, vous donne de la stabilité et est essentiel pour effectuer les tâches quotidiennes comme porter les courses et maintenir une bonne posture. Les exercices qui ciblent le soma constituent une autre méthode de renforcement du tronc au-delà des redressements assis et des redressements assis.

Ici, nous examinerons l'importance des muscles centraux, examinerons leurs rôles et présenterons quelques exercices somatiques puissants qui permettront de construire un tronc plus fort, plus contrôlé et plus conscient.

L'essence: Pas seulement des abdominaux en pack de six

Les grands droits de l'abdomen, ou muscles abdominaux apparents en « six packs », sont parfois confondus avec le tronc. Mais les muscles profonds et superficiels qui composent le tronc sont bien plus variés :

• **Rectus Abdominis :** Les muscles « six-pack » responsables de la rotation du tronc et de la flexion de la colonne vertébrale.

• **Abdominis transversaux (TVA) :** muscle profond qui forme une bande semblable à un corset autour de votre torse pour soutenir et stabiliser votre colonne vertébrale.

• **Obliques internes et externes :** ces muscles aident à la rotation et à la flexion du tronc ; ils courent en diagonale sur vos côtés.

• **Muscles du bas du dos :** votre posture et votre colonne vertébrale sont soutenues par les muscles érecteurs de la colonne vertébrale.

• **Diaphragme :** La respiration et le maintien de la stabilité centrale dépendent fortement de ce muscle en forme de dôme.

Un noyau robuste est nécessaire pour :

- **Bonne posture :** le maintien d'un alignement optimal de la colonne vertébrale et l'amélioration de la mécanique globale du corps peuvent être obtenus avec un tronc solide.

- **Stabilité** : en assurant l'équilibre et la stabilité tout au long des tâches régulières, les muscles centraux aident à prévenir les accidents.

- **Mouvement puissant et efficace** : des noyaux solides facilitent la transmission de la force dans tout le corps, conduisant à des schémas de mouvement plus puissants et efficaces.

Meilleure respiration : des respirations plus profondes et plus efficaces sont rendues possibles par un noyau solide. Le diaphragme est un élément important de la respiration.

Stabilisation du noyau somatique : une méthode consciente

Les exercices somatiques destinés à renforcer le tronc diffèrent des entraînements de base réguliers de plusieurs manières. C'est ce qui les distingue :

- **Attention à la respiration :** les entraînements somatiques combinent des méthodes de mouvement et de respiration profonde. Cela augmente le flux d'oxygène, encourage la relaxation et engage le diaphragme, un muscle central vital.

• **Enquête douce** : les exercices somatiques favorisent une exploration douce de vos muscles centraux et de leurs relations avec les autres composants du corps, au lieu de vous pousser au maximum.

• **Entraînement à la proprioception** : vous pouvez améliorer votre sens de l'équilibre et votre engagement de base en perfectionnant votre proprioception et votre conscience corporelle grâce à des exercices somatiques.

• **Contrôle neuromusculaire** : en mettant l'accent sur les mouvements délibérés, les entraînements somatiques améliorent le contrôle neuromusculaire et favorisent une activation centrale plus cohérente.

Voici quelques exercices somatiques pour améliorer votre gainage :

• **Inclinaison du bassin :** Allongez-vous sur le dos, les pieds à plat sur le sol et les jambes pliées. Inspirez et engagez vos abdominaux transversaux en appuyant doucement le bas du dos vers le sol. Relâchez l'inclinaison en expirant tout en gardant votre colonne vertébrale dans une position neutre.

• **Pontage :** Avec vos pieds à plat sur le sol et vos genoux pliés, allongez-vous sur le dos. Tracez une ligne droite de vos genoux à vos épaules en utilisant votre tronc pour soulever vos hanches du sol. Prenez quelques respirations profondes pour retenir, puis abaissez-vous doucement.

Commencez à quatre pattes, les mains écartées à la largeur des épaules et les genoux écartés à la largeur des hanches pour la pose oiseau-chien. En maintenant un dos plat et une colonne vertébrale neutre, étirez un bras et la jambe opposée tout en contractant votre tronc. Retenez quelques respirations, puis retournez les côtés.

• **Chat-Vache :** Allongez-vous à quatre pattes avec une colonne vertébrale neutre et un dos plat. Lorsque vous respirez, cambrez doucement votre dos, abaissez votre ventre vers le sol et levez le regard. Rentrez votre menton contre votre poitrine et courbez votre dos pendant que vous relâchez votre souffle. Répétez en prenant des respirations profondes et délibérées.

Ce ne sont là que quelques-uns des nombreux exercices somatiques qui peuvent être pratiqués pour renforcer le tronc. Gardez à l'esprit que la qualité doit passer avant la quantité lorsque vous exécutez ces entraînements. Sentez vos muscles centraux se contracter à chaque respiration pendant que vous vous concentrez sur des mouvements délibérés et calmes.

Vous pouvez atteindre un nouveau niveau de stabilité et de force de base en ajoutant des exercices somatiques à votre programme. Ces exercices sont basés sur le contrôle, l'attention et une connexion plus forte avec la force fondamentale de votre corps.

Pratiques somatiques pour activer votre noyau : sensibiliser votre centre

Votre noyau sert de base à tout mouvement ; c'est plus qu'un simple ensemble de muscles. Les entraînements somatiques constituent une méthode d'activation de base différente de la simple contraction de vos abdominaux. Ici, nous verrons comment intégrer l'entraînement de base dans vos activités quotidiennes pour une approche plus globale du bien-être, ainsi que comment engager votre cœur avec contrôle et conscience.

Au-delà de la crise : utiliser la conscience somatique pour éveiller votre moi intérieur

Les entraînements de base conventionnels mettent souvent l'accent sur des mouvements simples, tels que des redressements assis ou des redressements assis. Utilisant une stratégie distincte, les entraînements somatiques cherchent à engager votre cœur grâce à une implication consciente et une meilleure compréhension de son objectif. C'est ce qui les distingue :

● **Formation proprioception :**Les exercices somatiques se concentrent sur la proprioception ou sur votre conscience de la position et du mouvement de votre corps dans l'espace. Cela vous permet d'améliorer la façon dont vos muscles centraux sont utilisés et intégrés dans différentes actions.

●**Contrôle neuromusculaire :** En mettant l'accent sur des schémas de mouvements délibérés, les entraînements somatiques améliorent la façon dont vos muscles et votre système neurologique communiquent. Pour un soutien et une stabilité optimaux, cela encourage vos muscles centraux à se contracter de manière plus précise et plus efficace.

Intégration du travail respiratoire : des exercices de mouvement et de respiration profonde sont combinés. Cela augmente le flux d'oxygène, encourage la relaxation et engage le diaphragme, un muscle central important qui aide à la respiration et à la stabilité centrale.

Voici quelques activités somatiques qui vous aident à activer votre cœur :

•**Position neutre de la colonne vertébrale :** Placez vos pieds à la largeur des hanches et tenez-vous droit. Visualisez que votre colonne vertébrale soit doucement tirée plus longtemps. Sans contracter vos abdominaux, faites glisser légèrement votre nombril vers l'intérieur pour activer vos muscles centraux. Un point de départ essentiel pour l'activation du tronc est la posture neutre de votre colonne vertébrale.

• **Courbures latérales en position debout :** Commencez par une posture neutre de la colonne vertébrale. Expirez et étendez votre colonne vertébrale en levant un bras au-dessus de votre tête. Avec votre tronc engagé et votre colonne vertébrale neutre, penchez-vous lentement sur le côté pendant que vous expirez, en ramenant l'autre bras vers votre cheville. Continuez du côté opposé.

Variations de planche : Allongez-vous sur vos avant-bras dans une posture de planche haute, en vous assurant que votre corps forme une ligne droite de votre tête à vos talons. Pour garder votre colonne vertébrale neutre et stable, contractez votre tronc. Vous pouvez adapter cela en effectuant une variante de planche latérale ou une planche basse sur vos genoux, en maintenant un noyau engagé tout le temps.

● **Chat-Vache à quatre pattes :** Commencez avec une colonne vertébrale neutre et un dos plat à quatre pattes. Lorsque vous respirez, cambrez doucement votre dos, abaissez votre ventre vers le sol et levez le regard. Pour garder votre colonne vertébrale stable, contractez vos muscles centraux. Lorsque vous tournez le dos et baissez votre menton contre votre poitrine, relâchez votre souffle. Répétez en prenant des respirations profondes et délibérées.

Rappelez-vous que la qualité doit primer sur la quantité. Pendant que vous effectuez ces exercices lentement et délibérément, remarquez comment vos muscles centraux se contractent à chaque respiration. Vous pouvez expérimenter des variations et des progressions qui exercent une pression supplémentaire sur votre stabilité de base à mesure que vous vous sentez plus à l'aise.

Inclure le travail de base dans les activités quotidiennes : aller au-delà du tapis d'entraînement

L'exercice n'est pas le seul moyen d'activer votre noyau somatique. Vous pouvez intégrer la conscience de base dans votre vie quotidienne des manières suivantes :

- **Position de pleine conscience :**Tout au long de la journée, prenez un moment pour vous tenir droit avec votre colonne vertébrale en position neutre tout en utilisant vos muscles centraux. Cette action simple améliore la stabilité et la posture du tronc.

- **Assis avec du soutien :** Pour favoriser un léger engagement de la voûte plantaire et du tronc en position assise, placez un petit coussin derrière le bas de votre dos. Dans la mesure du possible, gardez votre colonne vertébrale dans une position neutre et évitez de vous affaler.

- **Levage avec précaution :** Priorités en utilisant vos muscles centraux tout en soulevant quoi que ce soit. Au lieu de vous pencher sur le dos tout au long de l'ascenseur, accroupissez-vous et maintenez une colonne vertébrale neutre et un tronc engagé.

- **Respiration Active :** Tout au long des tâches quotidiennes, concentrez-vous sur les respirations profondes et diaphragmatiques. À chaque respiration, cela engage vos muscles centraux et favorise la relaxation.

Vous pouvez grandement améliorer votre conscience centrale et votre stabilité en utilisant ces micro-activations tout au long de votre journée. N'oubliez pas qu'avoir un tronc solide jette les bases d'une meilleure posture, de mouvements plus sains et d'un sentiment général de bien-être dans tout ce que vous faites. Ce n'est pas seulement une question de look.

Faire des exercices somatiques peut vous aider à mieux connaître votre tronc et son fonctionnement en mouvement. Vous atteindrez un nouveau niveau d'activation de base en les intégrant à votre routine ; ce niveau est basé sur le contrôle, l'attention et une compréhension globale de votre corps qui va au-delà du tapis d'entraînement et pénètre dans le tissu de votre vie quotidienne.

CHAPITRE 4

Mouvement somatique : libérer le potentiel de mobilité et de flexibilité de votre corps

Les fondements d'un mouvement sans douleur et d'un corps sain sont la mobilité et la flexibilité. L'étirement seul n'est pas le seul moyen d'améliorer ces fonctionnalités ; les exercices somatiques offrent une approche unique. Dans cette section, nous examinerons les avantages d'une flexibilité et d'une mobilité accrues ainsi que la manière dont les activités somatiques peuvent vous aider à retrouver toute votre amplitude de mouvement.

La valeur de l'adaptabilité et de la mobilité : voyager librement

L'amplitude de mouvement qu'une articulation peut atteindre est appelée mobilité. La capacité de vos muscles à s'étendre et à permettre cette amplitude de mouvement est appelée flexibilité. La flexibilité et le mouvement sont essentiels pour :

Diminution de la douleur et des blessures : La douleur peut être provoquée par des muscles tendus et une amplitude de mouvement limitée des articulations, ce qui peut également augmenter le risque de blessure. Une flexibilité et un mouvement accrus peuvent aider à éviter ces problèmes.

- **De meilleures activités quotidiennes :** Avoir une amplitude de mouvement accrue et des muscles flexibles rend les tâches quotidiennes plus faciles et plus efficaces.

Performance améliorée : une mobilité et une flexibilité accrues peuvent améliorer vos performances et réduire votre risque de blessures liées à l'exercice, que vous soyez un athlète ou que vous aimiez simplement être actif.

- **Posture améliorée :** Des muscles tendus peuvent entraîner un désalignement de votre corps, entraînant une mauvaise posture. Une flexibilité accrue favorise une posture saine, ce qui réduit l'inconfort et la tension.

Mouvement somatique : un chemin serein vers une flexibilité accrue

Contrairement aux programmes d'étirements statiques standards, les exercices somatiques constituent un moyen doux et attentif d'améliorer la flexibilité et la mobilité. Les idées fondamentales suivantes distinguent le mouvement somatique :

- **Accent sur la sensibilisation :** Plutôt que de s'efforcer d'atteindre une certaine position, l'accent est mis sur la conscience de son corps et de ses limites.

- **Mouvements lents et délibérés :** Les exercices somatiques vous permettent d'explorer votre amplitude de mouvement sans trop étirer vos muscles puisqu'ils sont exécutés lentement et délibérément.

- **Intégration du travail respiratoire :** L'intégration d'une respiration profonde et rythmée dans les mouvements favorise la relaxation et permet des étirements plus longs.

- **Micro-mouvements :** Pour augmenter la mobilité et la flexibilité, les techniques somatiques incluent souvent de légers étirements et des mouvements articulaires ciblant certains endroits.

- **Exploration de courtoisie :** Les activités somatiques favorisent l'attention à son corps et le respect de ses limites. L'objectif est d'explorer consciemment vos limites plutôt que de vous pousser dans des circonstances embarrassantes.

Des exemples d'exercices somatiques pour augmenter la flexibilité et la mobilité sont les suivants :

Asseyez-vous sur une chaise, les pieds à plat sur le sol et effectuez de légères torsions de la colonne vertébrale. Respirez et étendez le dos. Regardez par-dessus votre épaule et faites pivoter lentement votre torse d'un côté tout en relâchant votre souffle. Gardez le dos droit et essayez de ne pas vous fatiguer le cou. Après avoir retenu quelques respirations, passez du côté opposé et répétez.

● **Cercles de bras :** Adoptez une position haute et étendez vos bras sur les côtés, en pointant vos paumes vers le bas. Avec vos bras, faites lentement des petits cercles que vous pourrez progressivement agrandir jusqu'à atteindre une taille confortable. Répétez dans l'autre sens.

| Cercles de chevilles : Asseyez-vous et placez vos pieds à plat sur le sol. Tournez vos chevilles plusieurs fois dans un léger mouvement dans le sens des aiguilles d'une montre, puis dans l'autre sens. Faites attention à la façon dont vos chevilles bougent.

- **Balançoires de jambes :** Maintenez l'équilibre en vous tenant droit et en plaçant vos mains sur un support solide. En gardant le dos droit et un noyau engagé, balancez doucement une jambe d'avant en arrière. Continuez avec la jambe opposée.

Rappelons que la cohérence est essentielle. Votre mobilité et votre flexibilité augmenteront progressivement si vous intégrez régulièrement ces exercices somatiques à votre routine. Vous apprendrez de nouvelles techniques pour étendre votre amplitude de mouvement et réaliser tout votre potentiel de mobilité élégante et sans douleur à mesure que vous devenez plus en phase avec votre corps.

Les exercices somatiques sont un moyen doux mais efficace de restaurer la flexibilité et l'amplitude de mouvement naturelles de votre corps. Vous pouvez commencer votre chemin vers un corps qui bouge avec aisance et liberté en vous concentrant sur une exploration attentive et en acceptant les limites de votre corps.

Méthodes d'étirement dynamique : Libérer le mouvement grâce à la planification préalable

Être flexible est essentiel au bien-être général. Il améliore la posture, réduit les risques de blessures et permet des mouvements efficaces. Ajouter du mouvement à votre routine d'échauffement est un moyen proactif d'augmenter la flexibilité grâce à des techniques d'étirement dynamiques. Ici, nous examinerons les avantages des étirements dynamiques, examinerons quelques méthodes différentes et verrons comment elles pourraient améliorer votre santé générale.

Qu'est-ce qui rend les étirements dynamiques bénéfiques ? Les avantages de la préparation basée sur le mouvement

Traditionnellement, l'approche recommandée pour augmenter la flexibilité est l'étirement statique, qui consiste à maintenir une position pendant une période prolongée. Cependant, en tant que technique d'échauffement, les étirements dynamiques présentent les avantages suivants :

Flux sanguin amélioré : Les étirements dynamiques améliorent le flux sanguin vers vos muscles en utilisant des mouvements lents et délibérés. Cela fournit à votre corps de l'oxygène et des nutriments vitaux pour se préparer à l'exercice.

Amplitude de mouvement améliorée : En étendant soigneusement vos articulations jusqu'à leur amplitude maximale, les étirements dynamiques imitent les mouvements que vous effectuerez lors d'un exercice ou d'une autre activité. Cela aide à lubrifier et à amorcer vos articulations pour une fonctionnalité optimale.

● **Prévention des blessures :** Les étirements dynamiques peuvent aider à réduire le risque de foulures, de tractions et d'autres blessures liées à l'exercice en préparant vos muscles et vos articulations à l'action.

Activation musculaire améliorée : les étirements dynamiques préparent vos muscles aux exigences de l'exercice que vous avez sélectionné en les activant doucement. Une meilleure production d'énergie et une meilleure coordination pourraient en résulter.

● **Préparation mentale :** Le mouvement fluide des étirements dynamiques peut aider à préparer votre esprit à l'effort en encourageant l'attention et l'attention.

Voici quelques exemples d'étirements dynamiques efficaces qui se concentrent sur divers groupes musculaires :

- **Cercles de bras :** Adoptez une position haute et étendez vos bras sur le côté, en pointant vos paumes vers le bas. Avec vos bras, faites lentement de petits cercles d'avant en arrière, étendant ainsi votre amplitude de mouvement à mesure que vous trouvez du confort.

- **Balançoires de jambes :** Maintenez l'équilibre en vous tenant droit et en plaçant vos mains sur un support solide. En gardant le dos droit et un noyau engagé, balancez doucement une jambe d'avant en arrière. Continuez avec la jambe opposée. Faites attention à la façon dont vos fessiers et vos ischio-jambiers se sentent étirés.

- **Genoux hauts :** Maintenez une posture droite lorsque vous courez, en soulevant vos genoux vers votre poitrine à chaque foulée. Gardez votre posture droite et concentrez-vous sur l'utilisation de vos muscles centraux.

- **Coups de pied :** Commencez par un jogging et, à chaque foulée, remontez vos talons vers vos fessiers. Assurez-vous que votre dos est droit et que votre tronc est actif.

- **Fentes de marche :** Faites un pas en avant et baissez vos hanches jusqu'à ce que vos genoux soient pliés à 90 degrés. Répétez avec la jambe opposée, en repoussant jusqu'à la position de départ. Assurez-vous que votre genou avant reste au-dessus de votre cheville et que votre corps reste droit.

Rappel: Donnez à chaque bras ou jambe dix à quinze répétitions de chaque étirement dynamique. Tout au long de chaque exercice, respirez profondément et faites attention à votre corps. Arrêtez l'exercice si vous ressentez une douleur.

Étirements dynamiques pour la santé générale : aller au-delà d'une amplitude de mouvement accrue

Les étirements dynamiques présentent plusieurs avantages qui vont bien au-delà de la préparation à l'exercice. La manière dont ils améliorent votre bien-être général est la suivante :

● **Meilleure posture :** Les étirements dynamiques peuvent vous aider à obtenir une meilleure posture et à réduire la douleur et l'inconfort en améliorant la flexibilité des groupes musculaires importants.

- **Diminution du stress :** Les étirements dynamiques peuvent vous aider à vous détendre et à vous sentir moins stressé grâce à leurs mouvements délibérés.

Conscience corporelle améliorée : En vous connectant avec votre corps et en sentant ses limites, ces étirements vous aident à en prendre davantage conscience. Votre mécanique corporelle dans les tâches quotidiennes peut être améliorée grâce à cette prise de conscience accrue.

- **Une plus grande confiance :** Être plus flexible et avoir un corps plus souple peut vous aider à vous sentir plus à l'aise et plus confiant tout au long de votre journée.

Vous améliorerez votre flexibilité et vos performances ainsi que votre bien-être général en ajoutant des étirements dynamiques à votre programme d'échauffement. Ces étirements constituent une approche douce mais puissante pour préparer votre corps à l'exercice, réduire les risques de blessures et développer un sentiment de connexion plus fort avec le potentiel de votre corps.

CHAPITRE 5

Exercices somatiques d'alignement postural : retrouver l'équilibre de votre corps

Non seulement une bonne posture est belle, mais elle implique également le meilleur alignement possible pour une mobilité sans douleur. Une méthode d'alignement postural différente du simple fait de se pousser dans des positions « correctes » est fournie par les exercices somatiques. Dans cet article, nous examinerons les origines des anomalies posturales, comment les repérer et comment les exercices somatiques peuvent vous aider à retrouver votre alignement naturel.

Reconnaître les déséquilibres posturaux : les raisons de notre mauvaise posture

Les déséquilibres posturaux peuvent résulter de plusieurs raisons, notamment :

- **Déséquilibres musculaires :** Votre corps peut se désaligner si certains groupes musculaires sont tendus, ce qui est souvent le résultat d'activités répétitives ou de mauvaises postures. Par exemple, le dos courbé et l'arrondi des épaules sont causés par des muscles pectoraux tendus.

- **Faiblesse des groupes musculaires opposés :** Les déséquilibres posturaux résultent de l'hyperactivité des muscles opposés pour compenser les groupes musculaires les plus faibles. Par exemple, une posture de balancement peut résulter de la faiblesse des muscles centraux.

- **Blessures :** Des blessures antérieures peuvent entraîner une région particulière de tension ou de faiblesse, ce qui peut avoir un impact sur votre alignement global.

- **Mauvaise ergonomie :** Les déséquilibres posturaux peuvent résulter du fait de passer beaucoup de temps affalé sur un bureau ou d'utiliser des appareils électroniques.

Reconnaître les déséquilibres posturaux : un bilan physique

Les techniques suivantes peuvent être utilisées pour identifier tout déséquilibre postural :

- **Inspection visuelle :** Prenez note de votre posture lorsque vous vous tenez devant un miroir. Vos épaules mesurent-elles la même chose ? Avez-vous la tête penchée

? Votre colonne vertébrale présente une courbure prononcée ?

● **Exercices pour la conscience du corps :** Effectuez des mouvements de base comme monter et descendre. Prenez note de toute difficulté ou déséquilibre dans certaines régions.

● **Évaluation par des experts :** Un spécialiste de la posture ou un physiothérapeute agréé peut effectuer une évaluation approfondie et détecter toute anomalie sous-jacente.

Suite à l'identification d'éventuels déséquilibres, les exercices somatiques peuvent être un moyen efficace de favoriser un meilleur alignement.

Pratiques somatiques : Aligner votre corps avec l'esprit et l'esprit

Afin de corriger les anomalies posturales, les exercices somatiques se concentrent sur :

● **Mouvement conscient :** Les exercices somatiques favorisent des mouvements délibérés et progressifs qui vous permettent de prendre conscience des limites de votre corps.

Intégration du travail respiratoire : En plus de vous aider à vous détendre, la respiration profonde vous permet de contracter vos muscles centraux, ce qui améliore le soutien de la colonne vertébrale.

● **Formation proprioception** : En améliorant votre conscience de votre corps, ces exercices vous aident à localiser les points tendus ou faibles qui conduisent à des anomalies posturales.

●**Rééducation Neuromusculaire** : En rééduquant votre système neuronal pour activer des muscles plus coordonnés, les mouvements somatiques peuvent contribuer à promouvoir un alignement postural correct.

Voici quelques exercices somatiques qui aident à l'alignement postural :

Glissades murales : placez vos talons à quelques centimètres du mur tout en vous tenant dos à celui-ci. En gardant le contact avec le mur avec votre tête, vos épaules et le bas de votre dos, faites glisser lentement votre dos vers le bas. Répétez après avoir retenu quelques respirations.

Allonger votre colonne vertébrale : Allongez-vous sur le dos, les pieds à plat sur le sol et les genoux pliés. Pendant que vous inspirez, appuyez doucement le bas de votre dos contre le sol. Expirez et concentrez-vous sur l'allongement de votre colonne vertébrale sans vous pencher. Répétez plusieurs fois.

● **Repli du menton :** Maintenez une posture confortable et asseyez-vous droit. Sans mettre trop de tension sur votre cou, descendez doucement votre menton vers votre poitrine. Prenez quelques respirations profondes, puis lâchez prise. Répétez plusieurs fois.

Commencez à quatre pattes, les mains écartées à la largeur des épaules et les genoux écartés à la largeur des hanches pour la pose oiseau-chien. En maintenant un dos plat et une colonne vertébrale neutre, étirez un bras et la jambe opposée tout en contractant votre tronc. Retenez quelques respirations, puis retournez les côtés.

Rappelez-vous que la cohérence est cruciale. Vous pouvez améliorer considérablement votre alignement postural en effectuant ces exercices régulièrement et en faisant attention à votre posture tout au long de la journée.

CHAPITRE 6

Techniques de réduction du stress somatique : favoriser la paix dans un monde en proie au chaos

La vie comportera inévitablement du stress. En revanche, un stress persistant peut nuire à notre poids ainsi qu'à notre santé physique et mentale. Les activités somatiques constituent une méthode distincte et utile de gestion du stress qui va au-delà des simples méthodes de relaxation. Ici, nous examinerons le lien entre le stress et le poids et comment les pratiques somatiques peuvent vous aider à développer votre paix intérieure et vos compétences en matière de gestion du stress.

Relation stress-poids : une danse délicate

Un stress prolongé peut perturber l'équilibre hormonal du corps, ce qui peut entraîner une prise de poids de plusieurs manières :

- **Niveaux de cortisol élevés :** Le stress provoque la libération de l'hormone cortisol, ce qui favorise l'accumulation de graisse, notamment autour de l'abdomen.

- Envie de repas malsains : en cas de stress, le corps se tourne vers des repas sucrés ou riches en graisses pour fournir un regain d'énergie rapide, ce qui peut entraîner de mauvaises décisions alimentaires.

- Des habitudes de sommeil perturbées : un stress prolongé peut provoquer des déséquilibres hormonaux qui peuvent exacerber les troubles du sommeil et entraîner une prise de poids.

- Alimentation réconfortante : en cas de stress, de nombreuses personnes se tournent vers la nourriture pour se réconforter, ce qui peut entraîner des excès.

Techniques somatiques : favoriser la paix intérieure

Les approches somatiques de la gestion du stress mettent l'accent sur le lien corps-esprit. Voici comment ils peuvent vous aider à gérer le stress et éventuellement promouvoir un contrôle judicieux du poids :

• Conscience corps-esprit : en vous apprenant à être à l'écoute des sensations de votre corps, les exercices somatiques vous aident à reconnaître les premiers indicateurs de stress, tels que des muscles tendus ou une respiration superficielle.

• Méthodes de libération du stress : pour soulager le stress physique et apaiser le système nerveux, les pratiques somatiques comprennent des exercices de respiration, des méthodes de pleine conscience et des mouvements doux.

• **Meilleure qualité du sommeil :** Les activités somatiques peuvent vous aider à vous endormir plus rapidement et à dormir toute la nuit en favorisant la relaxation et en réduisant le stress. Cela peut améliorer le contrôle hormonal et peut-être réduire les fringales.

• **Régulation émotionnelle :** En augmentant votre conscience de vos émotions et en créant des stratégies d'adaptation saines aux situations stressantes, les activités somatiques peuvent vous aider à réduire l'envie de manger des aliments réconfortants.

Voici quelques exemples de techniques de réduction du stress somatique :

- **Scans corporels :** Adoptez une position confortable, concentrez-vous sur différentes parties du corps et faites attention à toute tension ou stress à ces endroits. Respirez lentement et laissez votre corps se reposer.

- **Relaxation musculaire progressive :** Travaillez votre corps en tendant et en relaxant chaque groupe musculaire individuellement. Observez la distinction entre relâchement et tension.

Exercices de respiration profonde : concentrez-vous sur la respiration diaphragmatique, en prenant des respirations lentes et profondes qui dilatent votre abdomen plutôt que votre poitrine.

- **Poses de yoga douces :** Insistez sur les poses comme la pose de l'enfant ou le savasana soutenu qui encouragent la conscience du corps et la relaxation.

Rappelez-vous que la cohérence est cruciale. En mettant en œuvre ces techniques régulièrement, vous pouvez améliorer considérablement votre capacité à gérer le stress et favoriser votre bien-être physique et mental.

Au-delà de la réduction du stress : utiliser Somatic pour une approche globale de la perte de poids

Au-delà de la réduction du stress, les techniques somatiques présentent un certain nombre d'avantages qui peuvent contribuer indirectement à une gestion saine du poids :

Conscience de soi améliorée : avoir une meilleure compréhension de votre corps vous permet de prendre des décisions plus délibérées concernant l'alimentation et l'exercice, encourageant ainsi des pratiques alimentaires conscientes.

Appréciation corporelle améliorée : les activités somatiques peuvent vous aider à développer une appréciation de votre corps et de ce qu'il peut faire, ce qui peut réduire la pression nécessaire pour répondre à des normes de beauté inaccessibles.

- **Une plus grande confiance :** Développer la sérénité intérieure et réduire le niveau de stress peut vous donner plus de confiance en vous et vous donner la possibilité de choisir un meilleur style de vie.

Bien que les activités somatiques ne vous fassent pas perdre du poids rapidement, elles peuvent être un outil utile dans votre plan global de vie saine. En les incluant dans votre routine quotidienne, vous pouvez établir les bases d'une vie plus saine et plus heureuse, gérer le stress plus habilement et cultiver une relation plus consciente avec votre corps.

Méthodes de réduction du stress somatique et stratégies d'alimentation émotionnelle corps-esprit : retrouver l'équilibre interne

Un cycle malsain qui peut affecter votre santé physique et mentale est généralement créé par le stress et une alimentation émotionnelle. Les techniques somatiques constituent un moyen spécial et efficace de résoudre les deux problèmes en même temps. Ici, nous examinerons le lien entre le stress et l'alimentation émotionnelle, examinerons la manière dont les approches somatiques peuvent vous aider à gérer efficacement le stress et découvrirons des tactiques corps-esprit pour vous libérer des habitudes alimentaires émotionnelles.

Le réseau complexe du cycle alimentaire stress-émotionnel

Un stress prolongé peut perturber l'équilibre naturel de votre corps, ce qui peut déclencher une série de circonstances entraînant une alimentation émotionnelle :

● **Déséquilibre hormonal :** Les produits chimiques liés au stress, tels que le cortisol, peuvent augmenter le taux de sucre dans le sang, ce qui peut provoquer des envies de repas riches en graisses ou en sucre afin de fournir un regain d'énergie rapide.

● **Habitudes de sommeil perturbées :** La pression peut provoquer des insomnies ou des nuits agitées, ce qui peut perturber davantage votre équilibre hormonal et exacerber les fringales.

● **Régulation émotionnelle :** L'alimentation émotionnelle est un mécanisme d'adaptation qui se produit lorsque vous vous tournez vers la nourriture pour vous réconforter lorsque vous êtes stressé.

Bien qu'il puisse être difficile de briser ce cycle, les pratiques somatiques fournissent une boîte à outils pour cultiver la paix intérieure et créer des mécanismes d'adaptation plus sains au stress et aux émotions.

Méthodes de réduction du stress somatique : découvrir le calme dans votre corps

Les approches somatiques mettent l'accent sur le lien corps-esprit et constituent un moyen non invasif et efficace de réduire le stress. Voici comment ils peuvent vous aider :

- **Conscience du corps :** En pratiquant la conscience somatique, vous pouvez devenir plus à l'écoute des sentiments de votre corps. Vous pouvez apprendre à gérer le stress avant qu'il ne devienne incontrôlable en prenant davantage conscience de la tension physique qui accompagne le stress.

- **Techniques de libération du stress :** Pour soulager les tensions accumulées et apaiser le système nerveux, les pratiques somatiques comprennent des exercices de respiration, des mouvements de pleine conscience et des exercices de pleine conscience. Les exercices de respiration profonde, la relaxation musculaire progressive et les scans corporels en sont quelques exemples.

- **Meilleure qualité du sommeil :** Les pratiques somatiques peuvent vous aider à vous endormir plus rapidement et à dormir toute la nuit en favorisant la relaxation et en réduisant le stress. Cela peut améliorer la régulation hormonale et éventuellement réduire les fringales.

Ceci est un exemple de pratique de réduction du stress somatique :

1. Trouvez une position confortable : Asseyez-vous ou allongez-vous dans un espace calme où vous ne serez pas dérangé. Fermez les yeux ou adoucissez votre regard si cela vous semble plus confortable.

2. Scan corporel : Commencez par vous concentrer sur votre respiration. Prenez quelques respirations lentes et profondes, en dilatant votre ventre à chaque inspiration et en lui permettant de redescendre doucement à chaque expiration.

3. Remarquez les sensations corporelles : Portez votre attention sur vos orteils et vos pieds. Remarquez toute sensation de tension, de picotement ou de chaleur. Continuez à scanner votre corps vers le haut, en faisant attention à vos jambes, vos hanches, votre abdomen, votre poitrine, vos épaules, votre cou et votre tête.

4. Reconnaître et libérer : Si vous découvrez des zones de tension, reconnaissez-les sans jugement. Imaginez respirer de la chaleur ou de la relaxation dans ces zones.

5. Respiration profonde : Terminez en prenant plusieurs respirations lentes et profondes, en sentant votre corps se ramollir et relâcher toute tension restante.

Rappelez-vous que la cohérence est cruciale. Pratiquez ces techniques régulièrement pour cultiver un sentiment de calme et réduire votre niveau de stress global.

Stratégies corps-esprit pour une alimentation émotionnelle : reprendre le contrôle

En plus des techniques somatiques de réduction du stress, voici quelques stratégies corps-esprit pour vous aider à surmonter l'alimentation émotionnelle :

- **Identifiez vos déclencheurs :** Faites attention aux situations ou aux émotions qui déclenchent votre envie de manger émotionnellement. Est-ce de l'ennui, de la solitude ou de l'anxiété ?

- **Développer des mécanismes d'adaptation sains :** Au lieu de vous tourner vers la nourriture, trouvez des moyens plus sains de gérer vos émotions. Cela peut inclure de l'exercice, la tenue d'un journal, le fait de passer du temps dans la nature ou de parler à un ami.

- **Alimentation consciente :** Pratiquez des techniques d'alimentation consciente pour développer une relation plus consciente avec la nourriture. Faites attention aux signaux de faim et de satiété et savourez chaque bouchée.

- **Appréciation du corps :** Les pratiques somatiques peuvent favoriser un sentiment d'appréciation de votre corps. Ce changement de perspective peut vous aider à cesser d'utiliser la nourriture comme moyen de confort ou de contrôle.

Le changement prend du temps et de l'auto-compassion. Soyez doux avec vous-même lorsque vous développez de nouvelles façons de gérer le stress et l'alimentation émotionnelle.

En combinant des techniques somatiques de réduction du stress avec ces stratégies corps-esprit d'alimentation émotionnelle, vous pouvez vous libérer des schémas malsains et cultiver une approche plus équilibrée de l'alimentation et du bien-être. Les pratiques somatiques vous permettent de vous reconnecter à votre corps, d'être à l'écoute de ses besoins et de développer une relation plus saine avec l'alimentation et le stress. Cette approche holistique peut conduire à des changements durables, favorisant un sentiment de calme et une connexion plus saine avec votre corps et votre esprit.

CHAPITRE 7

Intégrer l'exercice somatique dans votre parcours de perte de poids : bouger avec pleine conscience pour un changement durable

La perte de poids est souvent présentée comme une bataille contre le corps. L'exercice somatique offre une alternative rafraîchissante, axée sur les mouvements conscients et la conscience du corps pour soutenir votre parcours de perte de poids de manière holistique. Ici, nous explorerons comment les exercices somatiques peuvent compléter vos efforts de perte de poids et vous guiderons dans la création d'un plan d'exercices somatiques personnalisé.

Au-delà de la combustion des calories : les avantages de l'exercice somatique pour perdre du poids

Les exercices somatiques vont au-delà de la simple combustion de calories. Voici comment ils peuvent contribuer à votre parcours de perte de poids :

• **Amélioration de la conscience du corps :** Les pratiques somatiques vous aident à vous connecter aux signaux de faim et de satiété de votre corps. Cette conscience accrue peut vous empêcher de trop manger et favoriser des habitudes alimentaires conscientes.

• **Réduction du stress :** Le stress chronique peut déclencher une alimentation émotionnelle. Les exercices somatiques favorisent la relaxation et la gestion du stress, réduisant ainsi votre dépendance à l'égard de la nourriture pour votre confort.

• **Appréciation corporelle améliorée :** En cultivant un sentiment d'appréciation de votre corps, les pratiques somatiques peuvent vous aider à vous éloigner des régimes restrictifs et des discours intérieurs négatifs, favorisant ainsi une approche plus durable de la perte de poids.

• **Amélioration de l'efficacité des mouvements :** Les exercices somatiques peuvent vous aider à bouger avec plus de facilité et d'efficacité. Cela peut entraîner une augmentation des niveaux d'activité et une dépense calorique globale plus élevée tout au long de la journée.

Créer votre plan d'exercices somatiques : un voyage de découverte

L'exercice somatique n'est pas une approche universelle. Voici comment créer un plan personnalisé qui complète votre parcours de perte de poids :

- **Commencez par des mouvements doux :** Commencez par des exercices somatiques doux qui favorisent la conscience corporelle et la relaxation. Les exemples incluent des scans corporels, des étirements doux et des techniques de respiration consciente.

- **Écoutez votre corps :** Soyez attentif aux signaux de votre corps tout au long de votre pratique. Ne vous poussez pas au-delà de votre zone de confort et privilégiez les exercices qui vous font du bien et favorisent la relaxation.

- **Mettre l'accent sur la qualité plutôt que sur la quantité:** Les exercices somatiques sont souvent exécutés lentement et avec intention. Concentrez-vous sur la qualité de vos mouvements plutôt que sur le nombre de répétitions.

- **Intégrez du mouvement tout au long de votre journée :** Intégrez des micro-mouvements de conscience corporelle tout au long de votre journée. Tenez-vous droit et engagez votre corps pendant que vous faites la queue, ou prenez quelques respirations profondes pour gérer le stress.

- **Combinez-le avec d'autres stratégies de perte de poids :** Les exercices somatiques sont un outil précieux, mais ils doivent être associés à une alimentation saine et à d'autres stratégies de perte de poids pour des résultats optimaux.

Voici un exemple de routine d'exercices somatiques que vous pouvez intégrer à votre plan :

- **Échauffement (5 minutes) :** Commencez par de légers rouleaux de cou, des rouleaux d'épaules et des cercles de bras. Effectuez chaque mouvement lentement et consciencieusement.

- **Scan corporel (10 minutes) :** Allongez-vous confortablement et concentrez-vous sur votre respiration. Scannez lentement votre corps de la tête aux pieds, en remarquant toute zone de tension ou d'inconfort. Imaginez respirer de la chaleur ou de la relaxation dans ces zones.

- **Étirements doux (10 minutes) :** Effectuez des étirements doux pour vos principaux groupes musculaires, en vous concentrant sur votre dos, vos épaules, vos hanches et vos jambes. Maintenez chaque étirement pendant plusieurs respirations et évitez de rebondir.

- **Récupération (5 minutes) :** Terminez votre pratique par quelques minutes de respiration profonde. Concentrez-vous sur des respirations lentes et diaphragmatiques, en sentant votre ventre se dilater à chaque inspiration et se contracter à chaque expiration.

Rappelez-vous que la cohérence est cruciale. Essayez de pratiquer des exercices somatiques pendant au moins 15 à 20 minutes la plupart des jours de la semaine. Au fur et à mesure que vous vous familiariserez avec ces exercices, vous pourrez explorer des variantes plus difficiles ou les intégrer à des routines de mouvements plus longues.

Exercice somatique : une voie vers une perte de poids et un bien-être durables

L'exercice somatique offre une approche unique de la perte de poids, axée sur la pleine conscience et la conscience du corps. En intégrant ces exercices à votre routine, vous pouvez développer une approche plus durable et holistique de la perte de poids. Non seulement vous perdrez du poids, mais vous cultiverez également une connexion plus profonde avec votre corps, réduirez le stress et favoriserez le bien-être général. L'exercice somatique peut être la pièce manquante dans votre parcours de perte de poids, vous permettant de bouger avec intention et de créer des changements durables.

Fixer des objectifs de perte de poids réalistes et maintenir un succès à long terme avec Somatic

Les parcours de perte de poids sont souvent pavés de bonnes intentions, mais des objectifs irréalistes et des méthodes non durables peuvent conduire à la frustration et à la déception. Les pratiques somatiques offrent une approche rafraîchissante, mettant l'accent sur le mouvement conscient et la conscience du corps pour favoriser la réussite à long terme. Ici, nous allons nous pencher sur la définition d'objectifs réalistes de perte de poids, explorer comment le somatique peut vous aider à les atteindre et découvrir comment maintenir une relation saine avec votre corps et votre alimentation.

Construire un parcours durable : fixer des objectifs réalistes de perte de poids

Se fixer des objectifs irréalistes peut vous conduire à l'échec. Voici quelques points clés à considérer lors de l'établissement d'objectifs réalistes de perte de poids :

- **Focus sur un taux de perte durable :** Essayez de perdre 1 à 2 livres par semaine. Ce rythme plus lent est plus susceptible d'être durable et d'entraîner des changements durables dans votre mode de vie.

- **Considérez votre point de départ :** Un taux de perte sain peut varier en fonction de votre poids de départ. Consultez un médecin ou une diététiste pour des conseils personnalisés.

- Concentrez-vous sur les victoires sans échelle : célébrez l'amélioration des niveaux d'énergie, un meilleur sommeil ou une force accrue parallèlement à la perte de poids.

- **Fixez-vous des objectifs SMART :** Rendez vos objectifs spécifiques, mesurables, réalisables, pertinents et limités dans le temps. Par exemple, « Je marcherai 30 minutes 3 fois cette semaine » est un objectif SMART.

Somatique : votre allié sur la voie du succès en matière de perte de poids à long terme

Les exercices somatiques vont au-delà de la simple combustion de calories. Ils proposent une approche holistique qui complète vos efforts de perte de poids de plusieurs manières :

● **Amélioration de la conscience du corps :**Les pratiques somatiques vous aident à vous connecter aux signaux de faim et de satiété de votre corps. Cette conscience accrue peut vous empêcher de trop manger et favoriser des habitudes alimentaires conscientes.

● **Réduction du stress :** Le stress chronique peut déclencher une alimentation émotionnelle. Les exercices somatiques favorisent la relaxation et la gestion du stress, réduisant ainsi votre dépendance à l'égard de la nourriture pour votre confort.

● **Appréciation corporelle améliorée :** En cultivant un sentiment d'appréciation de votre corps, les pratiques somatiques peuvent vous aider à vous éloigner des régimes restrictifs et des discours intérieurs négatifs, favorisant ainsi une approche plus durable de la perte de poids.

- **Amélioration de l'efficacité des mouvements :** Les exercices somatiques peuvent vous aider à bouger avec plus de facilité et d'efficacité. Cela peut entraîner une augmentation des niveaux d'activité et une dépense calorique globale plus élevée tout au long de la journée.

- **Connexion corps-esprit :** Les pratiques somatiques encouragent une approche plus consciente des mouvements et des choix alimentaires, favorisant ainsi une relation saine et durable avec votre corps.

Maintenir le succès à long terme avec Somatics : au-delà des chiffres

Les pratiques somatiques vont au-delà de la perte de poids pour cultiver un sentiment de bien-être tout au long de la vie :

- **Concentrez-vous sur le bien-être :** Déplacez votre attention de la perte de poids vers le bien-être dans votre corps. Les exercices somatiques peuvent vous aider à apprécier les capacités de votre corps et à célébrer ses points forts.

- **Développer des habitudes durables :** Intégrez des mouvements conscients et des habitudes alimentaires saines à votre routine quotidienne. Les pratiques somatiques vous permettent de rendre ces changements durables pour un succès à long terme.

- **L'auto-compassion est la clé :** Soyez gentil avec vous-même tout au long de votre voyage. Célébrez vos progrès, aussi petits soient-ils, et apprenez de vos échecs.

Voici quelques conseils pour maintenir un succès à long terme avec somatic :

- **Pratiquez régulièrement :** Visez au moins 15 à 20 minutes d'exercices somatiques presque tous les jours de la semaine.

- **Trouvez une pratique somatique que vous appréciez :** Explorez différents types d'exercices somatiques tels que le yoga doux, la marche consciente ou les méditations par scanner corporel. Trouvez ce qui fait du bien à votre corps et à votre esprit.

- **Combiner avec une alimentation saine :** Les exercices somatiques sont un outil précieux, mais ils doivent être associés à une alimentation équilibrée pour des résultats optimaux.

- **Écoutez votre corps :** Soyez attentif aux signaux de votre corps tout au long de votre parcours de perte de poids. Reposez-vous si nécessaire et ne dépassez pas vos limites.

En fixant des objectifs de perte de poids réalistes et en intégrant des pratiques somatiques à votre routine, vous pouvez vous lancer dans un voyage durable vers une meilleure santé. Somatique vous permet de bouger avec intention, de vous connecter avec votre corps et de cultiver un sentiment de bien-être durable qui s'étend bien au-delà des chiffres sur la balance.

CONCLUSION

Solutions somatiques : votre passerelle vers un monde plus léger et libéré

L'exercice somatique ne consiste pas seulement à perdre du poids ; il s'agit de redécouvrir la joie du mouvement et de forger une connexion plus profonde avec son corps. Ce voyage transformateur n'est pas une solution miracle, mais un chemin vers un bien-être durable. Dans ces pages, vous avez libéré le pouvoir du mouvement conscient pour parvenir à une perte de poids durable, réduire le stress et cultiver un sentiment d'appréciation pour votre corps unique.

Imaginez traverser la vie avec une confiance et une aisance retrouvées. Imaginez que vous vous sentiez responsabilisé par votre corps, et non limité par celui-ci. L'exercice somatique offre la clé pour libérer ce potentiel. N'oubliez pas que le changement prend du temps et de l'auto-compassion. Soyez gentil avec vous-même lorsque vous

vous lancez dans ce voyage et célébrez chaque victoire, grande ou petite.

Merci de vous joindre à moi dans cette exploration de l'exercice somatique. Si ce livre vous concerne et que vous êtes prêt à perdre du poids et à favoriser un bien-être durable, envisagez de rédiger une critique 5 étoiles. Vos commentaires favorables aident les autres à découvrir le potentiel transformationnel du mouvement somatique. Progressons ensemble vers un moi plus sain et plus heureux

.